Shafayat A. Beigh
Virampal Singh
Rajiv Singh

Energia, estado oxidante-antioxidante e oligoelementos em cabras Beetal

Shafayat A. Beigh
Virampal Singh
Rajiv Singh

Energia, estado oxidante-antioxidante e oligoelementos em cabras Beetal

Em torno do período puerperal e sua relação com a paridade

ScienciaScripts

Imprint
Any brand names and product names mentioned in this book are subject to trademark, brand or patent protection and are trademarks or registered trademarks of their respective holders. The use of brand names, product names, common names, trade names, product descriptions etc. even without a particular marking in this work is in no way to be construed to mean that such names may be regarded as unrestricted in respect of trademark and brand protection legislation and could thus be used by anyone.

Cover image: www.ingimage.com

This book is a translation from the original published under ISBN 978-620-6-77477-8.

Publisher:
Sciencia Scripts
is a trademark of
Dodo Books Indian Ocean Ltd. and OmniScriptum S.R.L publishing group

120 High Road, East Finchley, London, N2 9ED, United Kingdom
Str. Armeneasca 28/1, office 1, Chisinau MD-2012, Republic of Moldova, Europe
Printed at: see last page
ISBN: 978-620-8-23316-7

RESUMO

O presente estudo teve por objetivo avaliar o stress oxidativo durante o período puerperal em cabras da raça Beetal em função da paridade. Um total de 30 cabras fetais criadas em sistema semi-intensivo foi dividido em três grupos de 10 animais cada, a saber: Gr-A (paridade precoce; 1-2 paridades), Gr-B (paridades intermédias; 3-6 paridades) e Gr-C (paridades tardias; >7 paridades). Foram colhidas amostras de sangue 3 semanas e 1 semana antes da cobrição, seguidas de 1, 2, 4 e 8 semanas após a cobrição para a estimativa da atividade oxidante (malondialdeído (MDA)) e antioxidante (SOD, CAT, GSH-Px, GSH e GST e minerais vestigiais, zinco e cobre).01) nos níveis de NEFA e MDA à medida que os animais se aproximavam do parto e continuaram até 2 semanas após o parto no Gr-B e C e até uma semana após o parto no Gr-A. Foi observada uma diminuição significativa da atividade da SOD (P<0,05), CAT (P<0,05), GSH-Px (p<0,01), GSH (p<0,01) e GST (p<0,05) à medida que os animais se aproximavam do parto e continuou a diminuir até 2 semanas após o parto. Os níveis de zinco e de cobre registaram uma diminuição significativa ao longo do tempo de amostragem, tendo a concentração de zinco e de cobre diminuído das 3 semanas antes do parto para as 2 semanas após o parto no Gr-B e no Gr-C e uma semana após o parto no Gr-A. Foi observada uma diferença significativa entre os grupos apenas na atividade de MDA (P=0,02), GSH (p=0,017) e GSH-Px (P=0,022), mas foi observada uma interação grupo*tempo em todos os parâmetros estudados. No Gr-A, a atividade de NEFA e de MDA foi mais elevada e os níveis de antioxidantes e de minerais vestigiais foram mais baixos a partir de 3 semanas antes do abate até uma semana depois do abate, em comparação com os outros grupos. Em comparação com o Gr-B, os níveis de NEFA e MDA foram mais elevados e a atividade dos antioxidantes e os níveis de minerais vestigiais foram baixos no Gr-C ao longo do estudo. Foi observada uma correlação positiva significativa entre NEFA e MDA e uma correlação negativa entre NEFA e anti-oxidantes. O MDA foi negativamente correlacionado com os antioxidantes e os minerais vestigiais. Embora tenha sido observada uma correlação positiva significativa dos antioxidantes entre si, o zinco e o cobre apresentaram uma correlação positiva apenas com a SOD durante a maior parte do estudo.

Palavras-chave: Anti-oxidante, cabras beetais, oxidantes, paridade, período puerperal, minerais vestigiais.

Índice

INTRODUÇÃO

A criação de caprinos tem gerado um interesse económico crescente em todo o mundo devido à sua capacidade de adaptação e ajustamento a diferentes ambientes desfavoráveis. Estimulados pela crescente procura de produtos caprinos saudáveis, estão a ser praticados sistemas de criação intensiva para produzir produtos de alta qualidade (Zalcman e Cowled, 2018). No entanto, a adoção de métodos intensivos de criação e a seleção genética para uma maior produção são susceptíveis de aumentar a carga metabólica e, consequentemente, a incidência de perturbações periparto (Celi et al., 2008; Zamuner et al., 2020a).

O período de transição durante o parto e o início da lactação é muito crítico para os ruminantes devido ao aumento das alterações hormonais e metabólicas (Fadlalla, et al., 2020). Estas alterações facilitam o desvio de nutrientes das reservas maternas para o feto durante a gravidez, e a produção de leite e a alimentação do recém-nascido após o parto, resultando num balanço energético negativo (NEB) na barragem (Adewuyi et al. 2005). O NEB resulta na diminuição da concentração de glicose e na libertação de grandes quantidades de ácidos gordos não esterificados (NEFA) do tecido adiposo, e no aumento da concentração de triglicéridos no fígado, resultando em fígado gordo (Adewuyiet al.2005). A incapacidade de satisfazer as necessidades nutricionais do aumento das exigências metabólicas durante o período de transição coloca o animal em risco acrescido de várias doenças metabólicas e infecciosas que podem deprimir a produção.

O equilíbrio oxidante/antioxidante desempenha um papel importante na nutrição, no metabolismo e na saúde dos animais de criação (Celi et al., 2010). O aumento das exigências metabólicas durante o período de transição, associado ao aumento dos NEFA, provoca um aumento do consumo de oxigénio e, subsequentemente, um aumento da produção de radicais livres e qualquer desequilíbrio entre a produção de espécies reactivas de oxigénio (ROS) e a sua remoção pode colocar o animal em risco de stress oxidativo (Giorgio et al., 2020). O stress oxidativo prejudica a saúde animal tanto diretamente, através da peroxidação de lípidos e macromoléculas, como indiretamente, através da modificação de várias vias metabólicas importantes (Miller et al., 1993). Para manter o equilíbrio redox, os tecidos estão equipados com um sistema de defesa antioxidante variado que inclui antioxidantes enzimáticos (por exemplo, superóxido dismutase (SOD), catalase (CAT), glutationa peroxidase (GSH-Px) e glutationa transferace (GST)), antioxidantes endógenos não enzimáticos (por exemplo albumina, bilirrubina, glutatião (GSH)) e antioxidantes exógenos (por exemplo, vitamina E, carotenóides e vitamina C) que trabalham em sinergia para manter a produção de ROS em níveis baixos (Giorgio et al., 2020). A medição dos antioxidantes enzimáticos em conjunto com o malondialdeído (MDA), um produto de degradação dos lípidos que são mais susceptíveis à peroxidação, pode fornecer informações mais precisas sobre o nível de stress oxidativo (Radin et al., 2015).

Embora todos os animais enfrentem essas mudanças, estudos indicaram que elas variam de acordo com a paridade, principalmente devido à produção de leite e ao escore de condição corporal diferentes (Wathes et al., 2007; Piñeyrúa et al., 2018). Foi encontrada uma tendência de crescimento constante na produção diária e lactacional de leite da primeira à quarta lactação (Zamuner et al., 2020b) e a produção máxima de leite é geralmente atingida na quinta lactação (Magistrelli & Rosi, 2014). Além disso, as cabras são geralmente criadas com 7 a 9 meses de idade, com apenas 60% do peso corporal do adulto e chegam ao fim da gestação com apenas 75% do peso corporal da cabra adulta (Magistrelli e Rosi, 2014**).** Uma vez que as alterações fisiológicas são afectadas pela paridade, podem resultar em diferentes antecedentes endócrinos, metabólicos e oxidantes/antioxidantes entre diferentes paridades (Wathes et al., 2007; Magistrelli e Rosi, 2014). Relativamente poucos estudos examinaram as alterações oxidativas peri-parto em cabras em função da paridade (Radin et al., 2015) e nenhum estudo descreveu o efeito da paridade nas alterações do perfil de minerais vestigiais e o seu efeito no stress oxidativo durante o período peri-parto das cabras. Além disso, os relatórios são muito escassos para as raças indianas, particularmente para a raça Beetal, que são geralmente cabras de dupla finalidade de alta produção (leite e carneiro) e precisam de atenção considerável em sua alimentação e nutrição. Assim, o objetivo deste trabalho foi estudar as diferenças no nível do perfil energético entre cabras de diferentes paridades e a sua influência sobre os minerais vestigiais e a ocorrência de stress oxidativo.

MATERIAL E MÉTODOS

Conceção do estudo e animais

O estudo foi realizado entre outubro e março, numa exploração de caprinos leiteiros organizada no estado indiano de J&K, quando a temperatura é óptima e os animais não sofrem de stress térmico. Foram selecionadas 30 cabras Beetal criadas em sistema semi-intensivo, com idades compreendidas entre os 18 meses e os 11 anos. Os animais selecionados foram divididos em três grupos de paridade, com 10 animais cada, a saber: Gr-A (paridade precoce; 1-2 e idade média de 1,6 anos), Gr-B (paridade média; 3-6 paridade e idade média de 5,7 anos) e grupo-C (paridade tardia; >7 paridade e idade média de 9,3 anos). Foi registada a história completa dos animais selecionados, incluindo o estado de gestação, as doenças anteriores, o estado alimentar e as práticas de maneio seguidas. Os animais foram autorizados a beber à vontade duas vezes por dia durante toda a experiência. As cabras foram autorizadas a pastar em pastagens naturais das 07:30 às 17:30 e mantidas em recintos fechados das 17:30 às 07:30 durante o ensaio. As forragens frescas, constituídas por bérberis (TrifoliumAlexandrium) e mostarda (Brassica Compestris), foram fornecidas ad libitum e a mistura de concentrados foi dividida em duas partes e fornecida de manhã e à noite. A mistura consistia em milho-28%, geleia-15%, óleo de bagaço de mostarda-12%, farelo de arroz (desoleado)-16%, farelo de trigo 26%, mistura mineral-3%, com 14% de proteína bruta, 2,5% de lípidos brutos, 24% de fibra bruta e 7,2% de cinzas brutas. Foi fornecida água fresca ad libitum. Os cabritos não foram desmamados e as cabras não foram ordenhadas durante o período de lactação. O maneio das cabras não foi alterado durante o período experimental. O índice de condição corporal (ECC) foi avaliado no início do período de investigação para todas as cabras, utilizando a técnica da escala padrão de 1-5, tal como descrita por *Russelet al.* (1969). As ovelhas foram homogéneas para o ECC (Gr-A: 2,01 ± 0-21, Gr-B 2,28 ± 0,37 e ovelhas MP 1,97 ± 0-15) no início da pesquisa, sem diferença estatisticamente significativa entre os grupos.

Recolha de amostras

As amostras de sangue foram colhidas por venopunção da jugular de todas as cabras entre as 9h00 e as 11h00, 3 semanas e 1 semana antes do parto, seguidas de 1, 2, 4 e 8 semanas após o parto. Foram colhidas amostras de sangue (~7 ml) em frascos de vidro heparinizados sem minerais (mergulhados durante a noite em HCl 2N) para a estimativa de vários parâmetros. As amostras de sangue foram transportadas numa caixa de gelo para evitar a hemólise. As amostras de sangue foram centrifugadas a 3000 rpm durante 30 minutos para separar o plasma imediatamente após a colheita, a fim de evitar a hemólise. As amostras de plasma foram armazenadas a -10° C em congelação profunda para posterior análise de NEFA e minerais. Os glóbulos vermelhos foram utilizados para a preparação de lisado de eritrócitos a 33% para a estimativa da peroxidação lipídica e de lisado de eritrócitos a 1% para a estimativa das actividades dos antioxidantes.

Análises bioquímicas

As amostras de plasma foram utilizadas para a estimativa de NEFA através de kits disponíveis no mercado (DiaSys). Para a análise de minerais, foram analisados 2 ml de plasma para a deteção de minerais vestigiais, nomeadamente zinco (Zn) e cobre (Cu), utilizando o espetrofotómetro de absorção atómica Zeeman polarizado (Z-2300, HITACHI).

A extensão da peroxidação lipídica foi estimada em 33% do lisado de eritrócitos como a concentração do malondialdeído (MDA), produto reativo do ácido tiobarbitúrico, segundo o método de Ohkawa et al. (1979). Os valores de MDA foram expressos em nano moles (nm) de MDA produzido/g Hb/h, utilizando um coeficiente de extinção molar de MDA puro de 1,56×105. A atividade da CAT foi medida de acordo com o método descrito por Aebi (1983). Em resumo, 20 µl de lisado de eritrócitos a 1% foram incubados em 1,0 ml de 30 mM H O_{22} a 37°C e a diminuição da absorvância foi registada a cada 10 segundos durante um minuto a 240 nm num espetrofotómetro UV (Schimadzu UV-1208 UV-VIS, Japão). A atividade da catalase foi expressa em µmoles de H O_{22} decomposto/min/mg Hb utilizando 36 como coeficiente de extinção molar de H O_{22} . A atividade da SOD no lisado de eritrócitos a 1% foi determinada pelo método de Marklund e Marklund

(1974). O ensaio baseia-se na capacidade da SOD para exibir a auto-oxidação do pirogalol na presença de EDTA. Os valores foram expressos em unidades/mg de Hb. Os níveis de GSH foram medidos espectrofotometricamente, utilizando o método descrito por Beutler et al. (1963). As alterações na densidade ótica após reação com o reagente DTNB foram estimadas e os valores finais foram extrapolados na curva padrão de glutatião e a concentração de GSH foi expressa em µg/ml. A atividade da glutationa peroxidase (GSH-Px) foi determinada de acordo com o método de Hefeman et al. (1974). A taxa de oxidação da GSH por H O_{22} foi utilizada como medida da atividade da GSH-Px e expressa em unidades/mg de Hb. A atividade da Gultathione-S-transferase (GST) foi estimada pelo método descrito por Habig et al., 1974).

Análise estatística Todas as análises estatísticas foram efectuadas utilizando o programa estatístico de Ciências Sociais (SPSS) para Windows, versão 10.0. Foi utilizado o modelo misto linear generalizado para analisar os parâmetros sanguíneos. O modelo estatístico incluiu os efeitos fixos de grupo, tempo, número de cabritos e respectivas interações. Os efeitos dos animais em medidas repetidas ao longo do tempo foram incluídos no modelo através da declaração RANDOM com a opção RESIDUAL e a estrutura heterogénea de simetria composta. Foi efectuado um teste de comparação múltipla das médias dos quadrados mínimos com correção de Bonferroni para comparar cada nível de grupo dentro de cada nível de tempo e vice-versa. Os resultados são expressos como média ± erro padrão (M ± SE). O coeficiente de correlação de Spearman entre as diferentes variáveis foi efectuado utilizando o procedimento de correlação do SPSS. O nível de significância estatística foi fixado em P < 0-05

Resultados

O tamanho da ninhada não diferiu significativamente (P < 0-05) entre os grupos. O Gr-A teve uma média de 1-12 ± 0-14 filhos, o Gr-B teve 1-43 ± 0-21 e o Gr-C teve 1-72 ± 0-19 filhos.

Foi observada uma alteração significativa (p<0,01) nos níveis de NEFA ao longo do tempo nos três grupos, com um aumento da concentração de NEFA à medida que os animais se aproximavam do parto, que continua até 2 semanas após o parto, quando a concentração plasmática de NEFA começa a diminuir, exceto no grupo A, onde a concentração começa a diminuir uma semana após o parto (Tabela 1; Fig. 1). Embora não tenha havido diferença significativa entre os grupos (P=0,078), foi observada uma interação significativa entre os grupos e o tempo. No Gr-A, as concentrações de NEFA desde 3 semanas antes do parto até uma semana após o parto foram mais elevadas em comparação com os outros grupos, enquanto que no Gr-B e C os níveis após uma semana após o parto foram mais elevados em comparação com o Gr-A (Figura 1).

Foi observada uma correlação positiva significativa entre NEFA e MDA 3 semanas antes do abate (r = 0-59; P < 0-01), 1 semana antes do abate (r = 0-67; P < 0-001), 1 semana após o abate (r = 0-71; P < 0-001) e 2 semanas após o abate (r = 0-57; P < 0-01), mas não foi observada qualquer correlação às 4 semanas após o abate e uma correlação fraca às 8 semanas após o abate (r = 0-33; P < 0-05). Foi observada uma correlação negativa entre os NEFA e os anti-oxidantes (SOD, CAT, GSH, GSH-Px e GST). Enquanto o NEFA teve correlação negativa com SOD e GSH durante todo o estudo, a correlação com CAT foi observada em 1 semana pré-abate (r = -0,46; P < 0-05), 1 semana (r = -0,41; P < 0-05) e 4 semanas pós-abate (r = -0.44; P < 0-05) e a correlação com GSH-Px foi observada a partir de 3 semanas antes da retirada do animal até 4 semanas antes da retirada do animal e com GST, a correlação foi observada 1 semana antes da retirada do animal (r = -0,33; P < 0-05), e 1 semana após a retirada do animal (r = -0,39; P < 0-05). Foi observada uma correlação negativa significativa entre NEFA e zinco 1 semana antes do abate (r = -0,42; P < 0-05) e 1 semana após o abate (r = -0,41; P < 0-05) e NEFA e cobre apenas 1 semana após o abate (r = -0,37; P < 0-05) (tabela 2).

Foi observada uma alteração significativa (P<0,01) nos níveis de MDA, sendo os níveis mais elevados às 2 semanas após o abate no Gr-B e Gr-C e uma semana após o abate no Gr-A. (Tabela 1; Fig. 2). Foi observada uma diferença significativa (P=0,02) entre os três grupos, com MDA significativamente elevado no Gr-C em comparação com o Gr-A e o Gr-B. Além disso, foi observada uma interação significativa tempo*grupos (P=0,014) entre os grupos, sendo os níveis de MDA de 3 semanas antes do parto a 1 semana após o parto no Gr-A mais elevados em comparação com o Gr-B e o Gr-C. Em comparação com o Gr-B, os níveis de MDA no Gr-C foram mais elevados, embora numericamente, ao longo de todo o estudo; no entanto, foi observada uma diferença significativa nas 3 semanas antes do parto e nas 8 semanas após o parto (Figura 2).

Foi observada uma correlação negativa significativa entre o MDA e os anti-oxidantes, nomeadamente SOD, CAT, GSH, GSH-Px e GST. Enquanto se observou uma correlação negativa do MDA com a SOD, a GSH-Px e a GSH ao longo de todo o estudo, observou-se uma correlação negativa com a CAT entre as 3 semanas antes da eclosão e as 4 semanas após a eclosão, e com a GST apenas nas 3 semanas antes da eclosão, na 1 semana antes da eclosão e nas 2 semanas após a eclosão. Foi observada uma correlação negativa entre o MDA e o zinco às 3 semanas antes do abate e às 1, 2 e 4 semanas antes do abate. Também foi observada uma correlação negativa entre o MDA e o cobre entre as 3 semanas antes da eclosão e uma semana depois da eclosão. (Quadro 2)

Foi observada uma mudança significativa na SOD ($P<0,05$), CAT ($P<0,05$), GSH-Px ($p<0,01$), GSH ($p<0,01$) e GST ($p<0,05$) ao longo do tempo, com a atividade das enzimas a diminuir de 3 semanas antes do abate para 2 semanas depois do abate no Gr-B e C. No Gr-A, a atividade da CAT, GSH-Px e GSH foi mais baixa uma semana após o abate, enquanto a atividade da SOD e da GST foi mais baixa 2 semanas após o abate (Quadro 1; Fig. 3-7). Entre todos os antioxidantes, foi observada uma diferença significativa entre os grupos apenas na GSH ($p=0,017$) e na GSH-Px ($P=0,022$), mas foi observada uma interação grupo*tempo em todos os antioxidantes estudados. No Gr-A, a atividade da SOD ($p=0,021$), da CAT ($p=0,031$), da GSH ($p=0,003$) e da GPx (0,007) entre 3 semanas antes do abate e 1 ou 2 semanas após o abate foi baixa em comparação com o Gr-B e o C, mas a atividade destas enzimas uma ou duas semanas após o abate foi baixa nestes dois grupos (Quadro 1; Fig. 3-6). Em comparação com o Gr-B, a atividade dos níveis de antioxidantes no Gr-C foi baixa durante todo o estudo

(Fig. 3-6). As actividades de GST entre os três grupos não mostraram uma tendência clara, exceto que os níveis começaram a diminuir de 3 semanas antes do parto para 2 semanas depois do parto nos três grupos (Fig. 7).

Foi observada uma alteração significativa ($p<0,05$) nos minerais vestigiais ao longo do tempo de amostragem, com a concentração dos níveis de zinco e cobre a diminuir das 3 semanas pré-parto para as 2 semanas pós-parto no Gr-B e Gr-C e uma semana pós-parto no Gr-A, quando as concentrações atingiram o seu valor mais baixo e depois aumentaram gradualmente (Quadro 1; Fig. 8 e 9). Os níveis mais baixos de Zn e Cu foram observados às 2 semanas pós-parto no Gr-C (30,20+1,91) e (5,29±0,97), respetivamente. Não foi observada nenhuma diferença significativa entre os grupos na concentração de zinco ($P=0,135$) e cobre ($P=0,102$) entre os três grupos, mas foi observada uma interação significativa entre grupo e tempo. No Gr-A, a concentração de Zn e Cu entre 3 semanas antes do abate e 1 semana após o abate foi menor e, após uma semana de abate, as concentrações foram maiores em comparação com os outros dois grupos. Em comparação com o Gr-B, as concentrações de oligoelementos no Gr-C foram baixas durante todo o estudo, embora em termos numéricos.

Embora tenha sido observada uma correlação positiva significativa dos antioxidantes entre si, o zinco e o cobre apresentaram uma correlação positiva com a SOD durante a maior parte do estudo. Além disso, o zinco estava positivamente correlacionado com a GSH-Px às 3 semanas antes do abate e às 2 semanas após o abate e com a GSH às 1 semana após o abate e às 8 semanas após o abate (quadro 2).

Tabela 1: Resultados (valores de P) de medidas repetidas com does como efeito aleatório, grupo, tempo, grupo e interação grupo*tempo como efeito fixo para as variáveis dependentes no sangue.

Parâmetros	Tempo (semanas)	Grupo	Grupo* Tempo
NEFA (µmol/ l)			
	0.004	0.078	0.027
MDA (nmol MDA formado/ml de eritrócitos)			
	0.007	0.020	0.014
SOD (U/g Hb)			
	0.021	0.189	0.028
CAT (nmole H O_{22} utilizado/min/mg Hb)			
	0.037	0.211	0.031
GSH-Px (U/mgHb)			
	0.007	0.022	0.018
GSH (nmol/ml)			
	0.003	0.017	0.010
GST (µmole de conjugado GSH-CDNB formado/min/g de proteína)			
	0.042	0.471	0.034
Zinco (µmol/ l)			
	0.033	0.102	0.025
Cobre(µmol/ l)			
	0.017	0.135	0.021

MDAmalondialdeído, *SOD* superóxido dismutase, *H O_{22}* peróxido de hidrogénio, *GSH-Px* glutatião peroxidase, *GST* glutatião S-transferase, *GSH* glutatião reduzido, CDNB 1-cloro 2,4-di-nitrobenzeno

Tabela 2: Análise de correlação dos parâmetros em diferentes pontos em relação à criança

		NEFA	MDA	SOD	CAT	GSH-Px	GSH	GST	Zn	Cu
-3 semanas	NEFA		0.59	-0.53	ns	-0.59	-0.51	ns	ns	ns
	MDA			-0.68	-0.57	-0.71	-0.62	-0.48	-0.38	-0.31
	SOD				0.59	0.62	0.43	ns	0.59	0.66
	CAT					0.38	0.47	ns	ns	ns
	GSH-Px						0.67	ns	0.41	ns
	GSH							0.53	ns	ns
	GST								ns	ns
	Zn									0.42
-1 semana	NEFA		0.67	-0.62	-0.46	-0.55	-0.48	-0.33	-0.42	ns
	MDA			-0.66	-0.53	-0.59	-0.51	-0.39	ns	-0.37
	SOD				0.49	0.53	0.41	0.45	0.63	0.58
	CAT					0.55	0.47	0.38	ns	ns
	GSH-Px						0.65	0.41	ns	ns
	GSH							0.54	ns	ns
	GST								ns	ns
	Zn									0.45
1	NEFA		0.71	-0.55	-0.41	-0.48	-0.51	-0.39	-0.41	-0.37

	MDA		-0.49	-0.35	-0.51	-0.57	ns	-0.35	-0.41
	SOD			0.54	0.57	0.61	0.38	0.57	0.61
	CAT				0.49	0.5	ns	ns	ns
	GSH-Px					0.61	0.4	ns	ns
	GSH						0.55	0.38	ns
	GST							ns	ns
	Zn								0.51
2 semanas	NEFA	0.57	-0.6	ns	-0.57	-0.64	ns	ns	ns
	MDA		-0.55	-0.61	-0.66	-0.52	-0.47	-0.39	ns
	SOD			0.52	0.61	0.47	ns	0.53	0.59
	CAT				0.67	0.44	0.41	ns	ns
	GSH-Px					0.69	0.37	0.41	ns
	GSH						0.52	ns	ns
	GST							ns	0.35
	Zn								0.4
4 semanas	NEFA	ns	-0.5	-0.44	-0.39	-0.41	ns	ns	ns
	MDA		-0.53	-0.51	-0.44	-0.37	ns	-0.35	ns
	SOD			0.54	0.49	0.52	0.36	0.46	0.41
	CAT				0.37	0.4	ns	ns	ns
	GSH-Px					0.61	0.34	ns	ns
	GSH						0.51	ns	ns

	GST							ns	ns
	Zn								0.56
8 semanas	NEFA	0.33	-0.41	ns	ns	-0.44	ns	ns	ns
	MDA		-0.36	ns	-0.45	-0.38	ns	ns	ns
	SOD			0.43	0.51	ns	ns	ns	0.54
	CAT				0.37	0.41	0.36	ns	ns
	GSH-Px					0.57	ns	ns	ns
	GSH						0.45	0.39	ns
	GST							ns	ns
	Zn								0.4

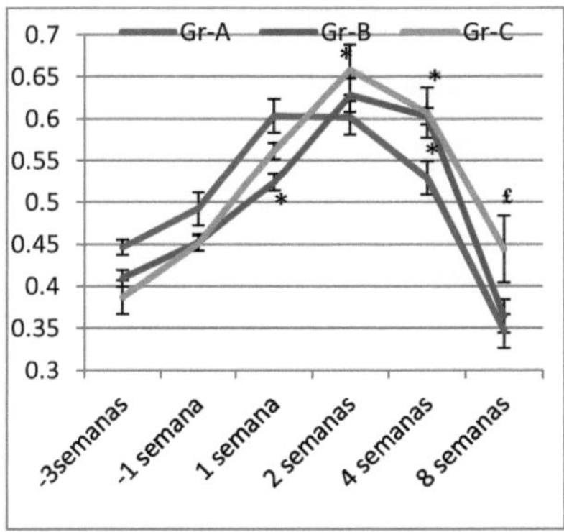

Fig 1: Efeito da paridade e do estádio fisiológico na concentração de NEFA em cabras

* representam a diferença significativa em relação ao Gr-A numa determinada amostragem

£ representam a diferença significativa em relação ao Gr-B numa determinada amostragem

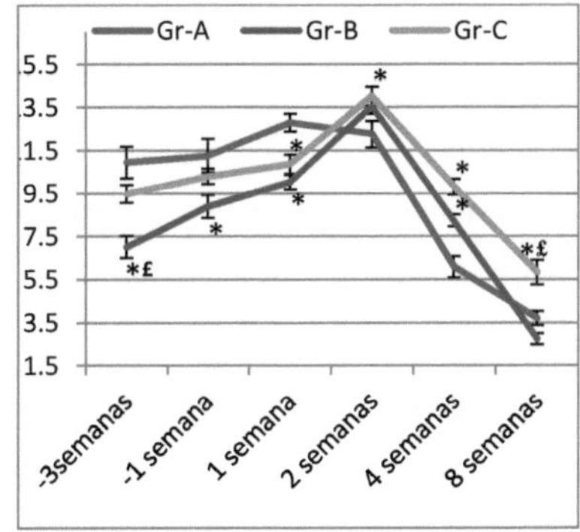

Fig 2: Efeito da paridade e do estádio fisiológico na concentração de MDA em cabras

* representam a diferença significativa em relação ao Gr-A numa determinada amostragem

£ representam a diferença significativa em relação ao Gr-B numa determinada amostragem

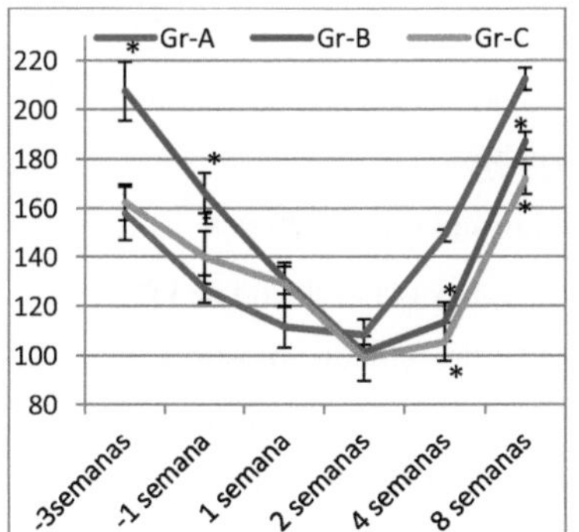

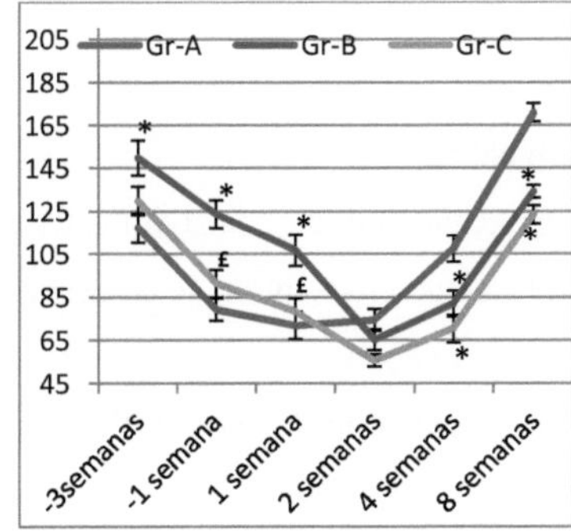

Fig 3: Efeito da paridade e do estádio fisiológico na concentração de SOD em cabras
* representam a diferença significativa em relação ao Gr-A numa determinada amostragem
£ representam a diferença significativa em relação ao Gr-B numa determinada amostragem

Fig. 4: Efeito da paridade e do estádio fisiológico na concentração de CAT em cabras
* representam a diferença significativa em relação ao Gr-A numa determinada amostragem
£ representam a diferença significativa em relação ao Gr-B numa determinada amostragem

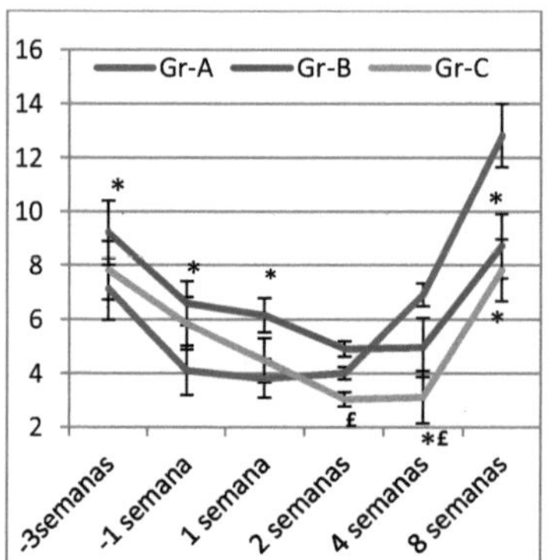

Fig. 5: Efeito da paridade e do estádio fisiológico na concentração de GSH-Px em cabras
* representam a diferença significativa em relação ao Gr-A numa determinada amostragem
£ representam a diferença significativa em relação ao Gr-B numa determinada amostragem

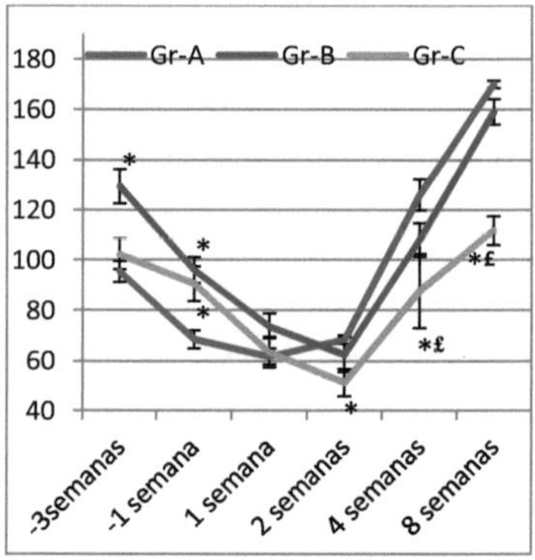

Fig. 6: Efeito da paridade e do estádio fisiológico na concentração de GSH em cabras
* representam a diferença significativa em relação ao Gr-A numa determinada amostragem
£ representam a diferença significativa em relação ao Gr-B numa determinada amostragem

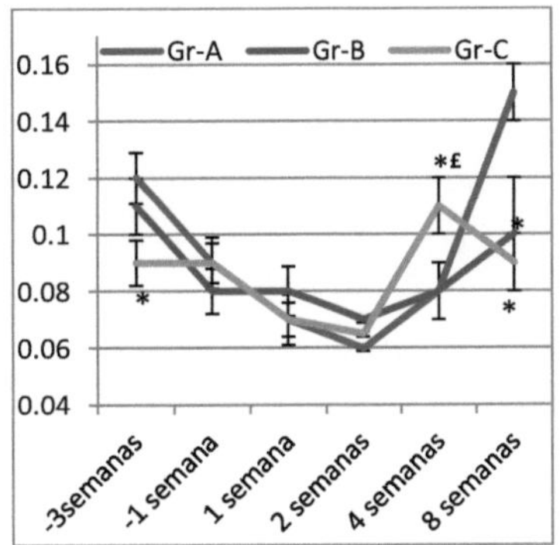

Fig. 7: Efeito da paridade e do estádio fisiológico na concentração de GST em cabras

* representam a diferença significativa em relação ao Gr-A numa determinada amostragem

£ representam a diferença significativa em relação ao Gr-B numa determinada amostragem

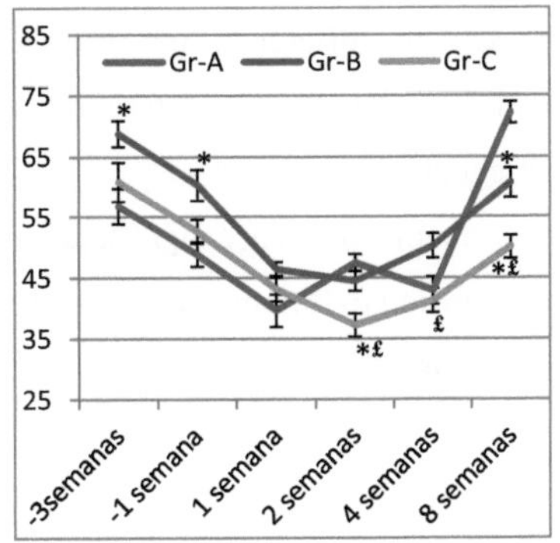

Fig. 8: Efeito da paridade e do estádio fisiológico na concentração de zinco nos caprinos

* representam a diferença significativa em relação ao Gr-A numa determinada amostragem

£ representam a diferença significativa em relação ao Gr-B numa determinada amostragem

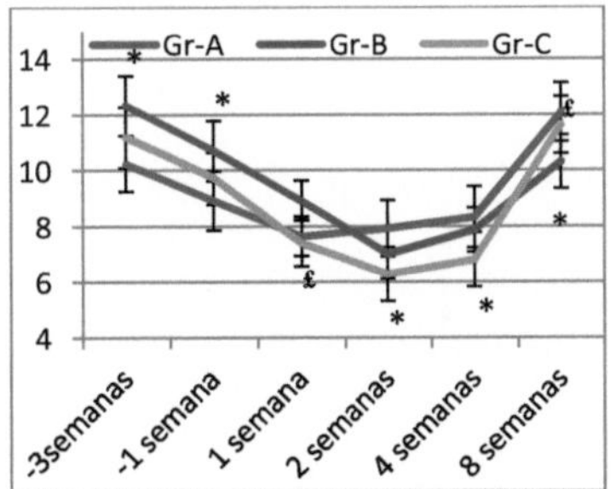

Fig. 8: Efeito da paridade e do estádio fisiológico na concentração de cobre nos caprinos

* representam a diferença significativa em relação ao Gr-A numa determinada amostragem

£ representam a diferença significativa em relação ao Gr-B numa determinada amostragem

DISCUSSÃO

A partição da nutrição durante a última parte da gestação e o início da lactação para o crescimento dos feotus e a síntese do leite, juntamente com a criação intensiva para aumentar a produção, coloca um stress metabólico e oxidativo considerável na saúde animal e os efeitos dessa tensão na saúde tornam-se evidentes pela ocorrência de distúrbios metabólicos e pelo aumento da suscetibilidade a infecções durante este período.

A glucose é um dos principais combustíveis metabólicos e uma das substâncias mais essenciais para a função dos órgãos vitais, o crescimento fetal e a produção de leite; no entanto, a glucose é considerada uma medida insensível do estado energético, uma vez que está sujeita a uma regulação homeostática rigorosa (Rayan et al., 2019). A medição dos NEFA séricos, juntamente com os corpos cetónicos, pode assim ser um método útil para monitorizar o estado energético de ruminantes gestantes (Radin et al., 2017). Concentrações plasmáticas de NEFA de 0,20-0,21 mmol / L foram sugeridas para lactantes com balanço energético zero e concentração superior a 0,40 mmol / L indica desequilíbrio energético e subsequente lipomobilização intensiva (Djoković et al., 2013). No presente estudo, as concentrações plasmáticas de NEFA estavam acima deste nível, sugerindo que as cabras estavam em NEB. Para superar este défice de energia negativa, o corpo mobiliza as reservas de gordura para compensar a falta de energia, resultando num aumento de NEFA (Castagnino, et al 2015). A energia negativa em si deve-se principalmente ao espaço reduzido disponível para o rúmen durante o final da gravidez e a muitos sinais metabólicos durante o período periparto (Castagnino, et al 2015). Durante o final da gestação, a elevada necessidade de glicose para o feto diminui a concentração materna de glicose e insulina e a necessidade de energia é satisfeita pela libertação de NEFA da gordura de depósito para a circulação sanguínea (Albera e Kankofer, 2010; Vaidya et al., 2017) e a maior necessidade de energia da glândula mamária para a lactogénese e a manutenção da secreção de leite resulta num aumento acentuado de NEFA após o parto (Khan e Ludhri, 2002; Albera e Kankofer, 2010). À medida que a lactação progride, a procura de energia diminui e mais NEFA é utilizado pela glândula mamária para a síntese de gordura do leite, resultando num declínio progressivo dos níveis de NEFA no sangue, como observado no nosso estudo após 2 semanas de parição. O aumento da concentração de NEFA no Gr-A até 1 semana após o parto, em comparação com os outros dois grupos, indica que as cabras de parição precoce entram no NEB muito mais cedo e têm mais NEB do que as cabras de parição mais tardia. As cabras de parição precoce ainda estão em fase de crescimento e necessitam de nutrientes para a manutenção e o desenvolvimento do feto e dos próprios animais (Wathes et al., 2007; Magistrelli e Rosi, 2014) e para a manutenção e síntese do leite durante o início da lactação. Assim, o aumento da necessidade de energia nas primeiras paridades causa uma maior mobilização de gorduras corporais, levando ao aumento da concentração de NEFA. No entanto, uma semana após o parto, os níveis de NEFA no Gr-A foram menores em comparação com outros dois grupos, o que pode ser atribuído à menor produção de leite nas paridades iniciais, pois a produção de leite aumenta significativamente a partir da 3ª paridade (Fadlalla et al., 2020). Os animais de paridade precoce produzem menos leite devido ao desenvolvimento incompleto das glândulas mamárias, resultando em uma menor captação de glicose mamária (Magistrelli e Rosi, 2014) que se reflete em menor mobilização de NEFA após 1 semana no Gr-A em comparação com outros dois grupos (Fadlalla et al., 2020).

Foi demonstrado que o stress aumenta as necessidades energéticas e induz a mobilização de energia sob a forma de catabolismo lipídico e degradação proteica, sendo o período peri-parto um desses períodos de stress para as cabras (Celi et al., 2008). O stress fisiológico associado ao rápido desenvolvimento do feotus, à diferenciação do parênquima secretor, ao intenso crescimento da glândula mamária e ao início da biossíntese e secreção do colostro e do leite provoca um aumento do metabolismo e, subsequentemente, um aumento da produção de ROS (Colakoglu et al., 2017). Os radicais livres, especialmente O^{2-} e outras espécies reactivas de oxigénio como H O_{22} são continuamente produzidos in *vivo* e a sua produção é mantida sob controlo pelo mecanismo anti-oxidante intrínseco e qualquer desequilíbrio entre a produção e a remoção de oxidantes pode alterar o potencial redox no sentido de uma maior oxidação e, por conseguinte, pode resultar em stress oxidativo (Tan et al., 2018)

Os ácidos gordos celulares são os principais alvos das ERO, pelo que o stress oxidativo é frequentemente medido pela formação de hidroperóxidos lipídicos, que são também metabolitos altamente reactivos, e a concentração de MDA tem sido um biomarcador amplamente utilizado para a avaliação da peroxidação lipídica (Ayala et al., 2014).

No presente estudo, observou-se um aumento significativo do nível de MDA à medida que o animal se aproximava do parto, que continua até ao início da lactação. Durante a última parte da gestação, o aumento das exigências metabólicas para o desenvolvimento do feto, da placenta, das membranas associadas e dos tecidos uterinos de suporte (Khan e Ludhri, 2002) resulta num aumento da produção de ROS e, por conseguinte, num aumento dos níveis de MDA no sangue. Tanto as ROS como os antioxidantes têm papéis fisiológicos importantes em todos os processos reprodutivos (Al-Gubory et al., 2010; Toboła-Wróbel et al., 2020). A alta taxa metabólica da placenta e da estrutura uterina associada aumenta a geração de ROS e resulta em estresse oxidativo que tem sido associado à programação fetal (Al-Gubory et al., 2010). O aumento de MDA no pós-parto pode ser atribuído a alterações metabólicas associadas à produção de leite, uma vez que processos como a colostrogénese, a lactogénese e a lactação requerem não só uma atividade metabólica específica relacionada com a produção de leite, mas também para assegurar ao recém-nascido os nutrientes e as substâncias biologicamente activas necessários (Albera e Kankofer, 2010). O NEB durante o período periparto tem sido frequentemente considerado como uma das razões para o aumento do estresse oxidativo, principalmente devido à diminuição do sistema de defesa antioxidante (Pedernera et al., 2010), aumento de citocinas pró-inflamatórias ou por efeito direto do NEFA (Senoh et al., 2019), tanto quanto causando diferença nos níveis de estresse oxidativo em relação a diferentes estados fisiológicos (Bernabucci et al., 2005; Celi et al., 2010).

Foi observada uma correlação positiva dos NEFA com o MDA e uma correlação negativa com os anti-oxidantes. O aumento dos NEFA plasmáticos ou dos seus acil-CoA correspondentes aumenta a produção de ROS e de espécies de azoto reativo pelos leucócitos e pelas células endoteliais a nível mitocondrial ou citosólico (Valko et al., 2007), que produzem MDA excessivo. Na mitocôndria, os NEFA e os acil CoA podem aumentar a produção de ERO ao abrandar o fluxo de electrões na cadeia de transporte de electrões mitocondrial e, quando utilizados como substrato energético, os ácidos gordos aumentam a produção de ERO durante a oxidação (Schonfeld e Wojtczak, 2008). Ambos os efeitos são acentuados durante o período de transição devido ao aumento da disponibilidade de ácidos gordos devido à mobilização de lípidos. Bernabucci et al. (2005) e Sordillo et al. (2007) observaram uma alta correlação entre os marcadores plasmáticos de peroxidação lipídica e NEFA em vacas leiteiras durante o período de transição e o aumento das concentrações plasmáticas de NEFA, aumentando a formação de hidroperóxidos lipídicos que exacerbam o estresse oxidativo (Bernabucci et al., 2005; Vaidya et al., 2017). Além disso, a função hepática determina a capacidade antioxidante dos animais, pois a maioria dos antioxidantes é sintetizada pelo fígado e a redução da função hepática durante o período peri-parto em cabras devido ao acúmulo de triglicerídeos resultante do aumento da síntese de NEFA (Cepeda-Palacioset al., 2018) explica a correlação negativa de antioxidantes com NEFA (Karapehlivan et al., 2013).

O aumento dos níveis de MDA no Gr-A, 3 semanas antes da parição e 1 semana depois da parição, em comparação com os outros dois grupos, indica que as cabras de parição precoce sofrem mais stress oxidativo durante a última parte da gestação e são as primeiras a recuperar desse stress no período imediatamente a seguir à parição, em comparação com as cabras de parição tardia. Liesegang et al. 2007 referiram que os animais de parição precoce (primíparas) estão menos habituados a diversas circunstâncias, como novas experiências fisiológicas e novos procedimentos de gestão do rebanho, o que os torna mais susceptíveis ao stress. Assim, o aumento de MDA no Gr-A pode ser atribuído às elevadas exigências metabólicas para sustentar o crescimento do feto e da mãe durante o período pré-parto (Wathes et al., 2007) e ao stress da parição e da produção precoce de leite (Fainaru et al., 2002), o que foi confirmado pelo correspondente nível elevado de NEFA. A produção de leite começa a aumentar significativamente a partir da paridade 3rd em diante (Fadlalla et al., 2020) e, portanto, o aumento observado nos níveis de MDA 1 semana após o parto no Gr-B e C sugere altas demandas do animal para a produção de leite (Albera e Kankofer, 2010), conforme evidenciado pela alta produção de NEFA correspondente nos dois grupos. Omidid et al., 2017 relataram que, em animais multíparos, com o aumento da produção de leite, há um aumento na taxa metabólica, resultando na elevação da transferência de elétrons respiratórios e, portanto, mais produção de ROS.

No Grupo C, os níveis de MDA foram elevados, embora numericamente, ao longo do estudo. Geiergeil et al., 2012 relataram que, com a idade, a eficiência antioxidante diminui devido à diminuição da absorção intestinal, mudanças na intensidade do metabolismo e diminuição da concentração de antioxidantes não enzimáticos, bem como de diferentes íons que apoiam a atividade de eliminação de antioxidantes, resultando em maior peroxidação. Este facto foi confirmado no nosso estudo, em que a maioria dos antioxidantes, bem como o cobre e o zinco (componentes do sistema de defesa antioxidante; SOD), diminuíram durante a maior parte do estudo no Gr-C.

As alterações na concentração de radicais livres e antioxidantes parecem representar processos homeoréticos que ocorrem normalmente durante o período peri-parto (Karapehlivan et al., 2013). Coincidindo com o aumento do MDA, verificou-se uma diminuição da atividade dos antioxidantes (SOD, CAT, GSH, GSH-Px e GST) à medida que o animal entra na transição da gestação para a lactação. O estado metabólico dos tecidos afecta o sistema de defesa antioxidante e a depleção de antioxidantes pode ser a consequência do stress oxidativo (Venditti e Meo, 2006).

A SOD é uma enzima antioxidante que catalisa a decomposição das ROS em peróxido de hidrogénio e água e é considerada a primeira defesa contra os pró-oxidantes pela sua capacidade de controlar a peroxidação (Beigh et al., 2016). Em condições fisiológicas normais, a reação redox equilibrada é mantida, no entanto, durante o stress causado por uma elevada taxa metabólica, como foi o caso neste estudo, a acumulação de ROS supera a capacidade da enzima, daí o declínio da sua atividade e esta poderia ser a razão para a diminuição da atividade da SOD observada neste estudo a partir de três semanas antes do abate para 2 semanas após o abate, quando as cabras estavam em altas exigências metabólicas, como evidenciado pelos altos níveis de NEFA durante o mesmo período. Uma diminuição semelhante na atividade da SOD foi observada por Radin et al., 2015 em cabras Sanen e por Jimoh et al., 2019 em fêmeas anãs da África Ocidental.

Foi observada uma correlação negativa da SOD com os níveis de NEFA e MDA, sugerindo o papel da alta mobilização lipídica na atividade da SOD. Verificou-se que o aumento do NEFA pode diminuir significativamente a expressão e a atividade da SOD (Polycarp et al., 2016) e também o alto NEFA causa mais produção de radicais livres (Senoh et al., 2019), o que pode causar a superutilização da SOD (Beigh et al., 2013). Polycarp et al., 2016, relataram que o aumento da atividade de MDA tem efeito inverso sobre a SOD e, consequentemente, suas atividades, por inativação das enzimas por ligação cruzada com MDA, diminuindo assim sua atividade no sangue periférico (Beigh et al., 2014a), 2014a). Além disso, a inativação das enzimas antioxidantes leva a um aumento da acumulação de superóxidos, H O_{22} e radicais hidroxilo, tendo sido demonstrado que a acumulação de H O_{22} inibe a SOD (Kakkar et al., 1998). Assim, a diminuição da atividade da SOD observada entre o final da gestação e o início da lactação pode dever-se a um consumo excessivo de SOD para contrariar o aumento da produção de ROS e MDA em consequência das elevadas exigências metabólicas e da mobilização excessiva de lípidos.

Enquanto a SOD é considerada a primeira defesa contra os pró-oxidantes, a CAT, a GSH-Px, a GST e a GSH e os minerais vestigiais, como o cobre e o zinco, que são co-factores das enzimas antioxidantes, desempenham um papel importante na defesa antioxidante e protegem a célula dos danos oxidativos causados pelos radicais livres.

A superprodução de radicais livres também leva à superprodução e acúmulo de H O_{22}, que é neutralizado por uma atividade coordenada de CAT e GSH-Px, e disponibilidade de GSH (Celi et al., 2010) levando ao seu consumo excessivo (Beigh et al., 2014b). Isto está de acordo com os resultados do nosso estudo, uma vez que uma diminuição da SOD foi acompanhada por um declínio concomitante das actividades da GSH-Px e da CAT à medida que as cabras se aproximam da parição e da lactação, o que foi apoiado pela correlação positiva da CAT e da GSH-Px com a SOD. Estudos semelhantes em cabras leiteiras mostraram que a atividade sanguínea de GSH-Px e CAT está diminuída durante o periparto, sugerindo que as cabras experimentam algum grau de estresse oxidativo (Celi et al. 2008; Radin et al., 2015; Nawito et al., 2016; Jimoh et al., 2019). A atividade da GSh-Px é um indicador de estresse oxidativo e também está relacionada ao conteúdo de peróxido lipídico plasmático (Tuzun et al., 2002). Celi et al., 2010 relataram que, mesmo que a atividade da GSH-Px no sangue seja inibida, o organismo ainda pode se defender contra o estresse oxidativo por outras rotas alternativas, por exemplo, utilizando CAT para catabolizar H O_{22} (Droge, 2002) e esta foi a hipótese de ser um antioxidante responsável pela diminuição das ROS naquele estudo. No entanto, no presente estudo, a atividade da CAT estava em consonância com a GSH-Px, indicando que ambas foram utilizadas para combater o stress oxidativo. A diminuição da atividade da CAT em animais prenhes também foi relatada por Nawito et al., 2016.

Foi observada uma correlação negativa da CAT e da GSH-Px com os níveis de MDA. O aumento dos níveis de MDA indica um aumento da produção de ROS e, por conseguinte, um aumento da produção de H O_{22} , o que leva a uma sobreutilização concomitante de CAT e GSH-Px. Além disso, o aumento dos níveis de MDA leva à inativação das enzimas antioxidantes através de ligações cruzadas com as mesmas, causando uma maior acumulação de superóxido, H O_{22}

e radicais hidroxilo que podem estimular ainda mais a peroxidação lipídica e, devido à ausência de maquinaria de síntese de proteínas nos eritrócitos, a inativação das enzimas antioxidantes leva à diminuição dos níveis no sangue (Kakkar et al., 1998; Beigh et al., 2013; Beigh et al., 2014b). Foi relatada uma alteração na atividade da GSH-Px em relação à concentração plasmática de hidroperóxido lipídico em vacas, indicando o papel direto da GSH-Px no combate ao aumento do stress oxidativo (Sordillo et al., 2007; Tsiplakou et al., 2018).

Além disso, foi observada uma correlação negativa da CAT e da GSH-Px com os níveis de NEFA, indicando que o aumento do metabolismo lipídico e a consequente concentração de NEFA têm um impacto negativo na atividade destas enzimas. Foi relatado que os NEFA diminuíram significativamente a expressão e a atividade da SOD, CAT e GSH-Px (Polycarp et al., 2016; li et al., 2020). Foi demonstrado que níveis elevados de NEFA em vacas leiteiras aumentam os marcadores de stress oxidativo, como as ROS e as substâncias reactivas ao ácido tiobarbitúrico, bem como diminuem os níveis de antioxidantes, como os níveis de SOD e GSH-Px, induzindo assim o stress oxidativo (Bernabucci et al., 2005)

O glutatião, um tripeptídeo que contém tióis, na sua forma reduzida está presente nas células vivas em concentrações elevadas e representa cerca de 95% dos tióis intracelulares (Kohen,. e Nyska, 2002). A redução da glutationa oxidada pela glutationa redutase restaura as suas propriedades antioxidantes, permitindo assim a sua capacidade de proteger diretamente as células contra o stress oxidativo e agentes tóxicos e participar em reacções catalisadas pela GSH-Px e GST(Polycarp et al., 2016). Assim, a diminuição da concentração de GSH à medida que as fêmeas se aproximavam do parto e no início do período de lactação poderia ser atribuída à sua depleção devido ao aumento da utilização de GSH como anti-oxidante direto (eliminador de radicais), ou como substrato para GSH-Px, para contrariar o stress oxidativo causado por elevadas exigências metabólicas, como indicado pelos elevados níveis de NEFA e MDA durante este período, enquanto a sua síntese a partir de reservas pode não ter compensado totalmente para recuperar as fontes esgotadas (*Mytilineouet al.,* 2002). A nossa hipótese é apoiada pela correlação negativa da GSH com os níveis de NEFA e MDA. Gumieniczek et al. (2002) sugeriram que um baixo teor de GSH implica uma baixa atividade de GSH-Px, o que pode produzir uma maior propensão para o stress oxidativo, o que é apoiado pela correlação positiva entre GSH e GSH-Px no presente estudo e pelo aumento do nível de MDA durante o mesmo período. Polycarp et al., 2016 referiram que a diminuição das actividades de GSH é uma indicação de perturbações no metabolismo do glutatião. A glutationa é sintetizada principalmente de novo no fígado e a redução da função hepática que geralmente é observada durante o período peri-parto em cabras (Cepeda-Palacios et al., 2018) também explica os baixos níveis de glutationa. Além disso, o aumento da atividade de GST observado à medida que as cabras se aproximavam do parto e no início da lactação também pode ter levado à diminuição da concentração de GSH, pois a GST é importante na resposta ao estresse oxidativo. As GST pertencem a uma família de enzimas de fase II que catalisam a conjugação de GSH numa grande variedade de compostos electrofílicos (Tierbach et al., 2018) e estão presentes em muitos tecidos, como o rim, o coração, o fígado e o pulmão. Esta pode ter sido a razão pela qual nenhuma diferença significativa foi aparente nos diferentes grupos. Salina e Wong, 1999, relataram que a GST pode ser um biomarcador específico útil em doenças hepáticas e no stress agudo, e o final da gestação e o início da lactação são períodos muito stressantes em cadelas com alterações significativas no fígado (Cepeda-Palacios et al., 2018) e, por conseguinte, observou-se uma alteração na atividade desta enzima.

Rezaei et al., 2016 relataram que, durante o período de transição, o fluxo sanguíneo uterino e mamário aumenta para satisfazer as necessidades de nutrientes e oxigénio dos tecidos placentários e fetais e também para a síntese de leite (ALGubory et al., 2010). Assim, uma proporção importante dos aminoácidos disponíveis poderia ter sido transportada dos tecidos não reprodutivos para os tecidos reprodutivos, incluindo a glândula mamária, para apoiar a síntese de enzimas anti-oxidantes (Mohebii-Fani et al., 2012). Isto pode ter resultado numa menor produção de enzimas anti-oxidantes nos tecidos não reprodutivos (incluindo os eritrócitos), tornando-os susceptíveis à peroxidação lipídica e, por conseguinte, ao aumento dos níveis de MDA, tal como observado no presente estudo (Mohebii-Fani et al., 2012).

Comparando as diferentes paridades, observámos níveis baixos de antioxidantes, nomeadamente de vizSOD, CAT, GSH-Px, GSH, desde 3 semanas antes da cobrição até 1 ou 2 semanas depois da cobrição no Gr-A, em comparação com os outros dois grupos e, em comparação com o Gr-B, a atividade dos níveis de antioxidantes no Gr-C foi baixa ao longo do estudo. O baixo nível de antioxidantes no Gr-C pode dever-se ao facto de a idade média das fêmeas ser de 9,3 anos e de ter sido referido que, com a idade, a capacidade antioxidante diminui (Geiergeil et al., 2012). Os animais de paridade precoce são mais propensos ao stress devido a novos processos fisiológicos e procedimentos de gestão que colocam mais exigências sobre os níveis de antioxidantes (Liesegang et al. 2007; Omidi et al., 2017). Albera e Kankofer, 2011 relataram níveis de antioxidantes totais mais baixos em animais de paridade precoce (primíparas) em comparação com animais multíparos. Além disso, as exigências metabólicas no início da paridade são elevadas devido ao crescimento da própria barragem e ao crescimento e desenvolvimento do feotus (Wathes et al., 2007; Khan e Ludhri, 2002) e ao stress do parto e da produção precoce de leite (Fainaru et al. 2002), o que resulta numa maior mobilização de ácidos gordos e, consequentemente, de NEFA, como foi observado no presente estudo, o que resulta na geração de mais ROS e, por conseguinte, no consumo excessivo de antioxidantes.

Embora a produção de leite não tenha sido estimada no presente estudo, foi referido que a produção de leite aumenta com a idade porque, à medida que a idade do animal aumenta, o estado hormonal do corpo do animal, a atividade metabólica, as células secretoras e a ingestão de nutrientes que são utilizados na síntese do leite também aumentam (Zamuner et al., 2020b). O efeito da paridade na produção diária e na produção de leite durante a lactação mostra uma tendência de crescimento constante da primeira à quarta lactação (Zamuner et al., 2020b) e a produção máxima de leite é geralmente atingida na quinta lactação (Magistrelli&Rosi, 2014), o que resulta numa maior atividade metabólica, como evidenciado pelo elevado nível de NEFA após uma semana de parição nos Gr-B e C em comparação com os Gr-A, o que resulta numa maior produção de ROS e num maior consumo de anti-oxidantes.

O metabolismo dos minerais desempenha um papel significativo na regulação das funções fisiológicas da gravidez e da lactação (Elnajeeb e Abdelatif, 2010). A concentração de macro e oligoelementos no soro representa um mecanismo homeostático que ocorre durante diferentes estados fisiológicos (Amer et al., 2020). Os oligoelementos funcionam como activadores de sistemas enzimáticos ou como constituintes de compostos orgânicos (Fadlalla et al., 2020). Foi observada uma diminuição significativa do zinco entre 3 semanas antes do parto e 1 semana após o parto no Gr-A e 2 semanas após o parto no Gr-B e C. Esta diminuição da concentração de zinco deve-se provavelmente ao facto de grandes quantidades de Zn serem consumidas pelo feto em desenvolvimento (Elnajeeb e Abdelatif, 2010; Amer et al., 2020) e de concentrações elevadas de Zn estarem também presentes no colostro e no leite (Pavlata et al., 2004). Foi relatado que o feotus em desenvolvimento acumula quase 1 a 2 mg de Zn/dia e, na parte final da gestação, esta procura aumenta muitas vezes quando o feotus está a crescer exponencialmente, resultando na diminuição da concentração de zinco no sangue materno (Amer et al., 2020). Pavlata et al, 2004 sugeriram que, durante a última fase da gestação e por volta do parto, as mães perdem mais Zn do que ingerem e as suas reservas de Zn esgotam-se, pelo que as concentrações plasmáticas de Zn diminuem. Nawito et al, 2016 relataram que os níveis de zinco em cabras mudam de acordo com o estado fisiológico, com as mudanças mais proeminentes durante o período peri-parto. O estado do Cu no sangue sofre várias alterações durante o período periparto e, no presente estudo, foi detectada uma diminuição dos níveis de cobre até 1 semana após o parto no Gr-A e até 2 semanas no Gr-B e C. A diminuição dos níveis de cobre durante o final da gestação e o início da lactação pode dever-se à drenagem pelo feotus para o desenvolvimento do sistema nervoso (Elnajeeb e Abdelatif, 2010; Amer et al, 2020) e para armazenamento no fígado (Xin et al. 1993) e ao stress associado à gravidez, ao parto e à lactação, uma vez que o cobre desempenha um papel importante no sistema antioxidante do organismo (Bizon et al., 2021).

O cobre e o zinco desempenham um papel importante no stress oxidativo, uma vez que são componentes essenciais de algumas enzimas antioxidantes (Nazari et al, 2019), o que é apoiado por uma correlação positiva observada entre SOD e Zn/Cu e uma correlação negativa entre MDA e Cu/Zn. Os metais de transição, por um lado, são considerados elementos que contribuem largamente para a criação de radicais livres, enquanto, por outro lado, devido às suas capacidades de aceitar ou doar electrões, possuem propriedades anti-oxidativas (Beigh et al., 2016). Actuam como sítio ativo da enzima ou asseguram a estabilidade estrutural da molécula. Verificou-se que a concentração de Zn diminui em condições de stress (Xin et al., 1993) e a gravidez e a lactação são uma dessas condições de stress (Fadlalla et al., 2020) e, por conseguinte, a diminuição observada na concentração. Xin et al., 1993, relataram que, durante o stress, a distribuição do zinco muda e a absorção pelo fígado, o principal órgão envolvido no metabolismo do Zn, aumenta e este aumento está relacionado com uma síntese induzida pelo stress de metalotioneína (uma proteína de ligação a metais) que elimina os radicais de hidróxido (Nazari et al., 2019). O cobre é um cofator da ceruloplasmina que desempenha um papel crítico na prevenção de danos oxidativos resultantes de infecções e inflamações (Nazari et al., 2019). Além disso, o cobre, juntamente com o zinco, são componentes essenciais da defesa antioxidante do organismo, como a Cu-Zn SOD (Nazari et al., 2019). Assim, as concentrações mais baixas observadas de cobre e zinco podem ser atribuídas à sua utilização excessiva na síntese de enzimas antioxidantes para combater o estresse oxidativo, conforme observado no presente estudo pelo aumento dos níveis de MDA ao longo do mesmo tempo e isso também explica o baixo cobre e zinco no Gr-A de 3 semanas antes do abate a uma semana após o abate em comparação com outros dois grupos porque as fêmeas tinham mais MDA como consequência de mais níveis de NEFA durante este período e, portanto, mais consumo de Zn e cobre para a síntese de SOD. Roshanzamir et al., 2020 relataram uma maior capacidade antioxidante total em vacas que receberam suplementos de zinco, manganês e cobre, o que implica o papel direto dos minerais vestigiais no stress oxidativo e na diminuição dos níveis de radicais livres no organismo.

CONCLUSÃO

O presente estudo revelou que as cabras de raça bezerra estão sujeitas a um NEB considerável no final da gestação e no início da lactação, o que estimula a mobilização excessiva de ácidos gordos. Esta elevada taxa de catabolismo resulta na geração excessiva de radicais livres, o que coloca os animais sob um stress oxidativo considerável, tal como indicado pelo aumento do peróxido lipídico e pela diminuição dos níveis de anti-oxidantes e de minerais vestigiais. As cabras de paridade precoce foram as primeiras a reagir ao aumento das necessidades metabólicas e, por conseguinte, ao stress oxidativo, tendo sido as primeiras a recuperar do desequilíbrio oxidante/antioxidante. As cabras de paridade tardia têm menos anti-oxidantes per se e estas diferenças devem ser tidas em conta durante a nutrição e o maneio de cabras de diferentes paridades durante o período peri-parto.

REFERÊNCIAS

Adewuyi, A. A., Gruys, E., Van Eerdenburg, F. J. C. M. 2005. Ácidos gordos não esterificados (NEFA) em bovinos leiteiros: uma revisão. Vet. Quart. 27(3), 117-126.https://doi.org/10.1080/01652176.2005.9695192

Aebi, H. 1983. Catalase. Em Methods Enzymology (Ed. H. U. Berg Meyer). pp. 276-286. Academic Press, Nova Iorque.

Albera, E., Kankofer, M. 2011. A comparação do perfil antioxidativo/oxidativo no sangue, colostro e leite de vacas no pós-parto precoce e seus recém-nascidos. Reprod. Domest.Anim. 46(5), 763-9.DOI: 10.1111/j.1439-0531.2010.01737.x

Al-Gubory, K.H., Fowler, P.A., Garrel, C. 2010.The roles of cellular reactive oxygen species, oxidative stress and antioxidants in pregnancy outcomes. Int. J. Biochem. Cell Biol. 42(10), 1634-1650. https://doi.org/10.1016/j.biocel.2010.06.001.

Amer, H.Z., Donia, G.R., Ibrahim, N.H. 2020. Estresse oxidativo e status de oligoelementos em diferentes estágios reprodutivos de cabras Shami alimentadas com plantas tolerantes ao sal em condições semi-áridas no Egito. J. Anim. Poult. Prod. 11(3), 109-116.DOI: 10.21608/jappmu.2020.87134.

Ayala, A., Muñoz, M.F., Argüelles, S. 2014. Peroxidação lipídica: produção, metabolismo e mecanismos de sinalização de malondialdeído e 4-hidroxi-2-nonenal. Oxid. Med. Cell. Longiv.360438. https://doi.org/10.1155/2014/360438.

Beigh, S.A., Soodan, J.S., Singh, R., Khan, A.M. 2013. Status de minerais traço e atividade enzimática antioxidante em cães com demodecose generalizada. Vet. Parasitol. 198(1-2), 180-186. https://doi.org/10.1016/j.vetpar.2013.08.001.

Beigh, S.A., Soodan, J.S., Singh, R., Khan, A.M., Dar, M.A. 2014a.Avaliação de oligoelementos, estado oxidante/antioxidante, vitamina C e β-caroteno em cães com dermatofitose. Mycoses.57(6), 358-365. https://doi.org/10.1111/myc.12163.

Beigh, S.A., Soodan, J.S., Nazki, S., Khan, A.M. 2014b. Estresse oxidativo, parâmetros hematobioquímicos, oligoelementos e vitaminas em cães com dermatose responsiva ao zinco. Vet. Arhiv, 84(6), 591-600.

Beigh, S.A., Soodan, J.S., Bhat, A.M. 2016.Sarna sarcóptica em cães: Seu efeito no fígado, estresse oxidativo, minerais e vitaminas. Vet. Parasitol. 227, 30-34.https://doi.org/10.1016/j.vetpar.2016.07.013.

Bernabucci, U., Ronchi, B., Lacetera, N., Nardone, A. 2005. Influência da pontuação da condição corporal nas relações entre o estado metabólico e o stress oxidativo em vacas leiteiras periparturientes. J. Dairy Sci. 88(6), 2017-2026.DOI: 10.3168/jds.S0022-0302(05)72878-2.

Beutler, E. 1963.Red cell metabolism.In a manual of biochemical methods, pp. 67-69.

Bizoń, A., Milnerowicz, H., Kowalska-Piastun, K., Milnerowicz-Nabzdyk, E. 2021. O impacto da gravidez precoce e da exposição ao fumo do tabaco no estado antioxidante do sangue e na concentração de cobre, zinco e cádmio - um estudo piloto. Antioxidants, 10(3), 493.https://doi.org/10.3390/antiox10030493

Castagnino, D.S., Härter, C.J., Rivera, A.R., Lima, L.D., Silva, H.G.O., Biagioli, B., Resende, K.T., Teixeira, I.A.M.A. 2015.Alterações na composição corporal e no metabolismo materno de cabras leiteiras durante a gestação. R. Bras. Zootec. 44, 92-102.

Celi, P., Di Trana, A., Claps, S. 2008. Efeitos da nutrição perinatal no desempenho lactacional, perfis metabólicos e hormonais de cabras leiteiras e respectivos cabritos.Small Rum Res. 79,129-136.https://doi.org/10.1016/j.smallrumres.2008.07.010.

Celi P., Di Trana, A., Claps, S. 2010. Efeitos do plano de nutrição no stress oxidativo em cabras durante o período periparto. Vet. J. 184, 95-99. https://doi.org/10.1016/j.tvjl.2009.01.014.

Cepeda-Palacios, R., Fuente-Gómez, M.G., Ramírez-Orduña, J.M., García-Álvarez, A., Llinas-Cervantes, X., Angulo, C. 2018.Effects of pregnancy and post-kidding stages on haematochemical parameters in cross-bred goats. J. App. Anim. Res.**46**(1):269-273. https://doi.org/10.1080/09712119.2017.1295970.

Colakoglu, H.E., Yazlik, M.O., Kaya, U., Colakoglu, E.C., Kurt, S., Oz, B., Bayramoglu, R., Vural, M.R. e Kuplulu, S. 2017. Atividade de MDA e GSH-Px em vacas leiteiras em transição sob variações sazonais e sua relação com o desempenho reprodutivo. J. Vet. Res. 61(4), 497-502.https://doi.org/10.1515/jvetres-2017-0067.

Djoković, R., Kurćubić, V., Ilić, Z., Cincović, M., Petrović, M., Fratrić, N., Jašović, B. 2013.Avaliação do estado metabólico em vacas leiteiras Simental durante o final da gestação e início da lactação. Vet. Arhiv, 83: 593-602.

Droge, W. 2002. Radicais livres no controlo fisiológico da função celular. Physiol. Rev. 82(1), 47-95.http://doi.org/10.1152/physrev.00018.2001.

Elnageeb, M. E., Abdelatif, A. M., 2010. O perfil de minerais em ovelhas do deserto (Ovisaries): Efeitos da gravidez, lactação e suplementação dietética. Am. Eurasian J. Agric. Environ. Sci., 7 (1), 18- 30.http://www.idosi.org/.../4.pdf.

Fadlalla, I. M. T., Omer, S. A., Atta, M. 2020. Determinação de alguns níveis de minerais de macroelementos séricos em diferentes estágios de lactação de vacas leiteiras e suas correlações. Sci Afr. 8, e00351.https://doi.org/10.1016/j.sciaf.2020.e00351.

Fainaru O, Almog B, Pinchuk I, Kupferminc MJ, Lichtenberg D, Many A, 2002: Active labour is associated with increased oxidisibility of serum lipids ex vivo. Br. J. Obstet. Gynaecol. 109, 938-941. DOI: 10.1111/j.1471-0528.2002.01494.x.

Giergiel, M., Lopucki, M., Stachowicz, N., Kankofer, M. 2012.The influence of age and gender on antioxidant enzyme activities in humans and laboratory animals. Aging Clin. Exp. Res. 24(6), 561-569.https://doi.org/10.3275/8587.

Giorgio, D., Di Trana, A., Di Gregorio, P., Rando, A., Avondo, M., Bonanno, A., Valenti, B., Grigoli, A. D. 2020.Oxidative Status of Goats with Different CSN1S1 Genotypes Fed ad Libitum with Fresh and Dry Forages. Antioxidantes. 9(3), 224.https://doi.org/10.3390/antiox9030224.

Gumieniczek, A., Hopkala, H., Wojtowicz, Z., Wysocka, M. 2002. Alterações no estado antioxidante do tecido pulmonar na diabetes experimental em coelhos.Clin.Biochem. 35, 147-149.https://doi.org/10.1016/s0009-9120(02)00282-5.

Habig, W.H., Pabst, M.J., Jakoby, W.B. 1974. Gultathione-S-transferases.The first enzymatic step in mercapturic acid formation.J Biol Chem. 249, 7130-9.https://doi.org/10.1016/S0021-9258(19)42083-8.

Hafeman, D. G., Sunde, R. A., Hoekstra, W. G. 1974. Effect of dietary selenium on erythrocyte and liver glutathione peroxidase in the rats. J. Nutr. 104, 580-587. https://doi.org/10.1093/jn/104.5.580.

Jimoh, A.O., Ojo, O.A., Ihejirika, U.D.G. 2019. Estado metabólico e oxidativo das fêmeas anãs da África Ocidental em diferentes fases reprodutivas no sudoeste da Nigéria. Touro. National Res. Cent. 43(1), 190.https://doi.org/10.1186/s42269-019-0223-6.

Kakkar, R., Mantha, S.V., Radhi, J., Prasad, K., Kalra, J. 1998. Aumento do stress oxidativo no fígado e pâncreas de ratos durante a progressão da diabetes induzida por estreptozotocina. Clin. Sci. 94(6), 623-632. DOI: 10.1042/cs0940623.

Karapehlivan, M., Kaya, I., Sag, A., Akin, S., Ozcan, A. 2013. Efeitos do período de lactação precoce e tardia no equilíbrio oxidante / antioxidante do plasma de cabras.Kafkas. Univ. Vet. Fak.Derg. 19 (3), 529-533. DOI:10.9775/kvfd.2012.8315.

Khan, J.R., Ludri, R. S. 2002. Hormonal profiles during periparturient period in single and twin fetus bearing goats. Asian Austral. J. Anim. Sci. 15, 346-351.https://doi.org/10.5713/ajas.2002.346.

Li, Y., Ding, H., Liu, L., Song, Y., Du, X., Feng, S., Wang, X., Li, X., Wang, Z., Li, X. e Li, J., 2020. O ácido graxo não esterificado induz a apoptose de hepatócitos de vacas leiteiras por meio da via de sinalização ROS-JNK / ERK mediada por mitocôndrias. Front. Cell Dev. Biol. 8, 245.https://doi.org/10.3389/fcell.2020.00245.

Liesegang A, Risteli J, &Wanner M 2007 Bone metabolism of milk goats and sheep during second pregnancy and lactation in comparison to first lactation: J. Anim. Physiol. Anim. Nutr. 91, 217-225. DOI: 10.1111/j.1439-0396.2007.00695.x

Magistrelli, D., Rosi, F. 2014. Análise de tendência do nível de insulina plasmática em torno do parto em relação à paridade em cabras Saanen. J. Anim. Sci. 92(6), 2440-2446.https://doi:10.2527/jas.2013-6993.

Marklund, S., Marklund, G. 1974.Involvimento do radical anião superóxido na autoxidação do pirogalol e um ensaio conveniente para a superóxido dismutase. Eur. J. Biochem. 47, 469-476. https://doi.org/10.1111/j.1432-1033.1974.tb03714.x.

Mohebbi-Fani, M., Mirzaei, A., Nazifi, S., Tabandeh, M. R. 2012.Oxidative status and antioxidant enzyme activities in erythrocytes from breeding and pregnant ewes grazing natural pastures in dry season. Rev. Méd. Vét. 163(10), 454-460.

Miller, J.K., Brzezinska-Slebodzinska, E., Madsen, F.C. 1993.Oxidative stress, antioxidants, and animal function. J. Dairy Sci. 76, 2812-2823. https://doi.org/10.3168/jds.S0022-0302(93)77620-1.

Mytilineou, C., Kramer, B.C., Yabut, J.A. 2002. Depleção de glutatião e stress oxidativo. Parkinsonism Relat.Disord. 8, 385-387.https://doi.org/10.1016/s1352-8020(02)00018-4.

Nawito, M.F., Abd El Hameed, A.R., Sosa, A.S.A., Mahmoud, K.G.M. 2016. Impacto da gravidez e da nutrição no equilíbrio oxidante / antioxidante em ovinos e caprinos criados no sul do Sinai, Egito. Vet. World. 9(8), 801.doi: 10.14202/vetworld.2016.801-805.

Nazari, A., Dirandeh, E., Ansari-Pirsaraei, Z., Deldar, H. 2019. Os níveis de antioxidantes, as concentrações de cobre e zinco foram associados à atividade lútea pós-parto, à perda de gravidez e ao estado de gravidez em vacas leiteiras Holstein. Theriogenol. 133, 97-103.https://doi.org/10.1016/j.theriogenology.2019.04.034.

Ohkawa, H., N. Ohishi e K. Yagi. 1979. Ensaio de peróxidos lipídicos em tecidos animais por reação com ácido tiobarbitúrico. Anal. Chem. 95, 351-358.https://doi.org/10.1016/0003-2697(79)90738-3.

Omidi, A., Fathi, M.H., Parker, M. 2017. Alterações dos marcadores do estado antioxidante em vacas leiteiras durante a lactação e no período seco.J. Dairy Res. 84(1), 49-53. https://doi.org/10.1017/S0022029916000753.

Pavlata L., Pechova, A., Dvorak, R., 2004. Microelementos no colostro e no sangue de vacas e seus bezerros durante a nutrição colostral.Ata Vet. Brno. 73, 421-429. DOI: 10.2754/avb200473040421.

Pedernera, M., Celi, P., García, S.C., Salvin, H.E., Barchia, I., Fulkerson, W.J. 2010.Effect of diet, energy balance and milk production on oxidative stress in early-lactating dairy cows grazing pasture. Vet. J. 186(3), 352-357. https://doi.org/10.1016/j.tvjl.2009.09.003.

Piñeyrúa, J.T.M., Fariña, S.R., Mendoza, A. 2018. Efeitos da paridade nas respostas produtivas, reprodutivas, metabólicas e hormonais de vacas Holstein. Anim. Reprod. Sci. 191, 9-21.https://doi.org/10.1016/j.anireprosci.2018.01.017.

Polycarp, T.N., Obukowho, E.B., Yusoff, S.M. 2016. Alterações nos parâmetros hematológicos e resposta ao stress oxidativo de cabras submetidas ao stress do transporte rodoviário num ambiente tropical quente e húmido. Comp. Clin. Pathol. 25(2), 285-293. doi:10.1007/s00580-015-2179-8.

Radin, L., Šimpraga, M., Vince, S., Kostelić, A., Milinković-Tur, S. 2015.Estado metabólico e oxidativo de cabras Saanen de diferentes paridades durante o período periparto. J. Dairy Res. 82(4), 426-433.DOI: 10.1017/S0022029915000552.

Radin, L., ShekVugrovečki, A., PejakovićHlede, J., Vince, S., Ljubičić, I., Šimpraga, M. 2017.Metabólitos sanguíneos de cabras multicoloridas croatas criadas extensivamente durante o início da lactação e a gravides precoce. Vet. Arhiv. 87, 273-280. https://doi.org/10.24099/vet.arhiv.151223.

Rayan, A.O., El-abedeen, A.E.Z., AbdEllah, M.R. 2019.Some Metabolic Parameters During Transition Period in Dairy Cows with and without Retained Fetal Membranes. J. Adv. Vet. Res. 9, 45-48.

Rezaei, R., Wu, Z., Hou, Y., Bazer, F.W., Wu, G. 2016. Aminoácidos e desenvolvimento da glândula mamária: implicações nutricionais para a produção de leite e crescimento neonatal. J. Anim. Sci. Biotechnol. 7(1), 1-22. https://doi.org/10.1186/s40104-016-0078-8.

Roshanzamir, H., Rezaei, J., Fazaeli, H. 2020. Desempenho do colostro e do leite, e índices de imunidade sanguínea e minerais de vacas Holstein que recebem fontes orgânicas de Mn, Zn e Cu. Anim. Nutr. 6(1), 61-68.https://doi.org/10.1016/j.aninu.2019.08.003.

Salina, A.E., Wong, M.G. 1999. Glutationa S-transferases - uma revisão. Cur. Med. Chem. 6, 279-309.

Schönfeld, P., Wojtczak, L. 2008. Fatty acids as modulators of the cellular production of reactive oxygen species. Free Radic. Biol. Med. 45(3), 231-241. https://doi.org/10.1016/j.freeradbiomed.2008.04.029.

Senoh, T., Oikawa, S., Nakada, K., Tagami, T., Iwasaki, T. 2019.Aumento da concentração sérica de malondialdeído em vacas com cetose subclínica. J. Vet. Med. Sci. 81(6):817-820.http://doi.org/10.1292/jvms.18-0777.

Sordillo, L. M., O'Boyle, N., Gandy, J. C., Corl, C. M., Hamilton, E. 2007. Shifts in thioredoxinreductase activity and oxidant status in mononuclear cells obtained from transition dairy cattle. J. Dairy Sci. 90, 1186-1192.https://doi.org/10.3168/jds.S0022-0302(07)71605-3.

Tan, B.L., Norhaizan, M.E., Liew, W.P.P., SulaimanRahman, H. 2018. Antioxidante e estresse oxidativo: uma interação mútua em doenças relacionadas à idade. Front. Pharmacol. 9, 1162. https://doi.org/10.3389/fphar.2018.01162.

Tierbach, A., Groh, K.J., Schönenberger, R., Schirmer, K., Suter, M.J.F. 2018. Expressão da proteína glutationa S-transferase em diferentes estágios da vida do peixe-zebra (Daniorerio). Toxicol. Sci. 162(2), 702-712.https://doi.org/10.1093/toxsci/kfx293.

Tsiplakou, E., Mitsiopoulou, C., Mavrommatis, A., Karaiskou, C., Chronopoulou, E.G., Mavridis, G., Sotirakoglou, K., Labrou, N.E. e Zervas, G., 2018. Efeito da sub e superalimentação no leite de ovelha e cabra e nas atividades das enzimas plasmáticas relacionadas à oxidação. J. Anim. Physiol. Anim. Nutr. 102(1), 288-298.https://doi.org/10.1111/jpn.12741

Toboła-Wróbel, K., Pietryga, M., Dydowicz, P., Napierała, M., Brązert, J., Florek, E. (2020).Associação de estresse oxidativo na gravidez. Oxid. Med. Cell. Longev. 2020.https://doi.org/10.1155/2020/6398520.

Tuzun, A., Erdil, A. Inal, V. 2002. Stress oxidativo e capacidade antioxidante em pacientes com doença inflamatória intestinal.Clin.Biochem. **35**, 569-572.DOI: 10.1016/s0009-9120(02)00361-2.

Vaidya, M.M., Singh, S.V., Upadhyay, R.C., Aggarwal, A. 2017. Perfil plasmático de hormonas e metabolitos energéticos em vacas Sahiwal periparturientes de baixa e alta produção durante o verão e o inverno. Indian J. Anim. Res. 51(3), 431-437.https://doi.org/10.18805/ijar.v0iOF.6835.

Valko, M., Leibfritz, D., Moncol, J., Cronin, M.T., Mazur, M., Telser, J. 2007.Free radicals and antioxidants in normal physiological functions and human disease. Int. J. Biochem. Cell Biol. 39(1), 44-84. DOI: 10.1016/j.biocel.2006.07.001.

Venditti, P. e Meo, S. 2006. Stress oxidativo induzido pela hormona tiroideia.Cell. Mol. Life Sci **63**: 414-434. https://doi.org/10.1007/s00018-005-5457-9.

Wathes, D. C., Cheng, Z., Bourne, N., Taylor, V. J., Coffey, M. P., Brotherstone, S. 2007. Differences between primiparous and multiparous dairy cows in the inter-relationships between metabolic traits, milk yield and body condition score in the periparturient period. Domes. Anim. Endocrinol. 33(2), 203-225.https://doi.org/10.1016/j.domaniend.2006.05.004.

Xin Z, Waterman DF, Hemken RW, Harmon RJ. 1993. Estado e necessidades de cobre durante o período seco e o início da lactação em vacas multíparas da raça Holstein. J. Dairy Sci. 76, 2711- 2716. https://doi.org/10.3168/jds.S0022-0302(93)77607-9.

Zalcman, E., Cowled. B. 2018. Inquérito aos agricultores para avaliar a dimensão da indústria australiana de cabras leiteiras. Aust. Vet. J. 96, 341-345. https://doi.org/10.1111/avj.12734.

Zamuner, F., DiGiacomo, K., Cameron, A. W. N., Leury, B. J. 2020a.Endocrine and metabolic status of commercial dairy goats during the transition period. J dairy Sci. 103(6), 5616-5628.https://doi.org/10.3168/jds.2020-18625.

Zamuner, F., DiGiacomo, K., Cameron, A.W.N., Leury, B.J. 2020b. Efeitos do mês de parto, número de paridade e tamanho da ninhada na produção de leite de cabras leiteiras comerciais na Austrália. J dairy Sci 103(1), 954-964. https://doi.org/10.3168/jds.2019-17051

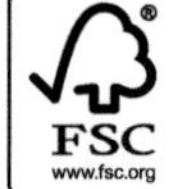

MIX
Papier aus verantwortungsvollen Quellen
Paper from responsible sources
FSC® C105338

Printed by Books on Demand GmbH, Norderstedt / Germany